PCナイ検査は、北海道にあるこの小さな小学校からはじまった

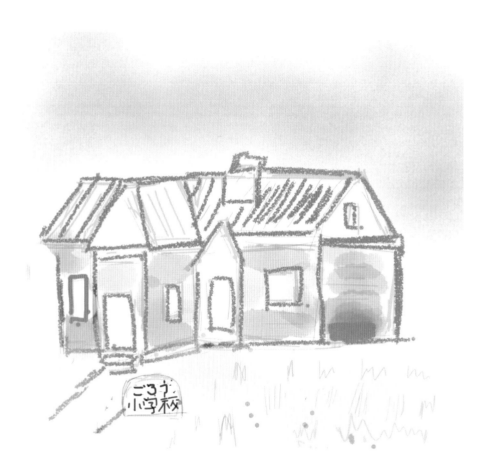

世界では、PCアール検査が流行し始めた

PCアール検査は、とんでもないウイルスを
みつけるんだ

へー、どんなウイルスなの？

それが、良くわからないんだなあ

良くわからないって、どういうこと

どうも、世界のひとびとが騒ぎ始めたから、
にほんでも騒がなくてはいけないということ

それを、「そんたーく ウイルス」と言うんだよ

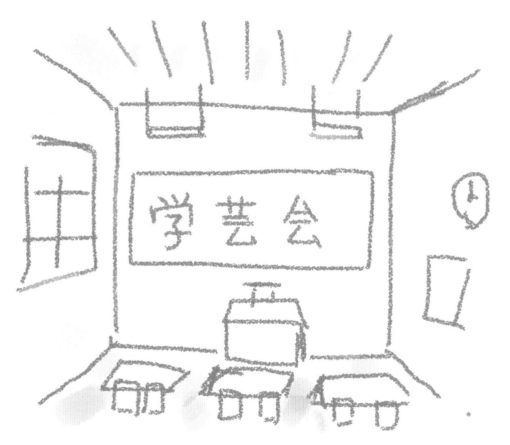

学校では、毎年学芸会をやっていた

学芸会は、普段は忙しく牧場で働いている近くのおじさんやおばさんたちも楽しみにしている行事だった

しかし、ころりんウイルスの流行で、

今年の学芸会は中止になった

子供たちは、自分たちの学芸会が無くなってしまう

なんとか出来ないかと、先生にそうだんした

では、このことについてみんなで考えてみよう

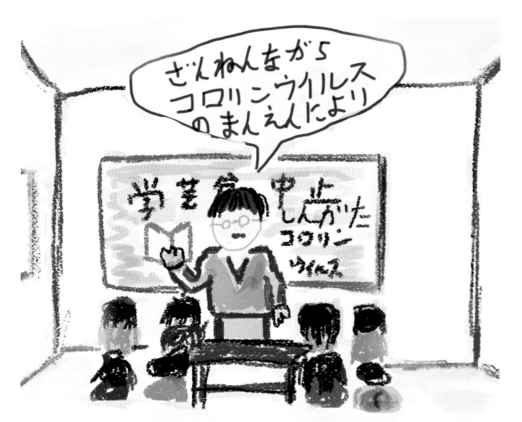

せんせい、ことしの学芸会はどうして中止なんですか？

それは、学芸会に来てくれるおじさんやおばさんがたに、ころりんウイルスがうつらないようにするためだ

ころりんウイルスって、どこにいるの？

だれかが、持っているかもしれないし、それが良くわからないうちにひろがってしまうんだ

へんなの・・・

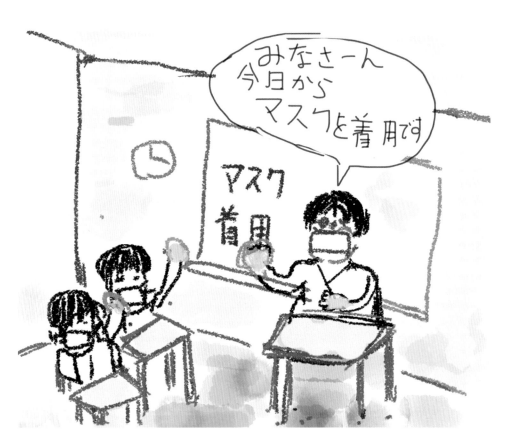

マスクって息苦しいね

早くマスクを外せるようになってほしい

今年は、東京に住んでいる草太兄さんもかえってこなかった

だれも、ころりんウイルスにかかった人はいないのに

世界の人たちもおなじようにやっているからしかたがない

おつきあいも大事だからね

そんなのおかしいよ

いままでマスクは、ひつようなときだけするものだったのに・・・

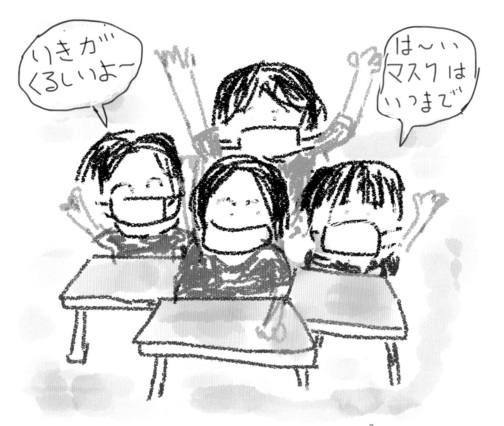

せんせい、このマスクはいつまでしなければいけないの？

それは、他の国の人たちがマスクをやめるまでだ

じゃあ、その他の国のひとはいつマスクをやめるの？

それは、その国以外の国がやめるまでだ

じゃあ、どこかの国がマスクをやめればいいんだ

そうすれば、世界のひとのマスクがなくなる

すごい発見だ！！

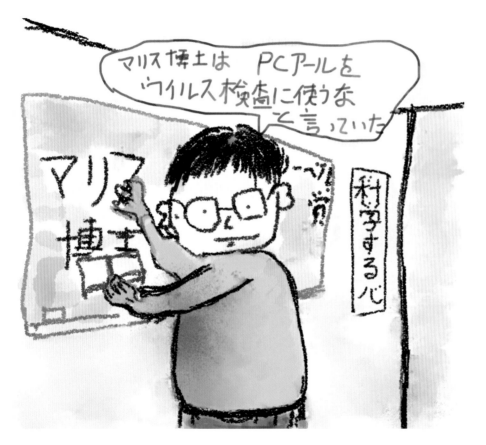

それは、良いことに気がついたね

でも、ころりんウイルスがいると信じている
ひとがとても多いんだ

マスクは、ころりんウイルスがうつるのを防
いでくれるって言われている

でも、ころりんウイルスはとっても小さいか
らマスクなんてあんまり意味ないって親戚の
おじさんが言っていたよ

せんせい、ころりんウイルスってどうやって
発見されたんですか

それは、アメリカのマリス博士が発明した
PCアールという装置をつかって発見された
んだよ

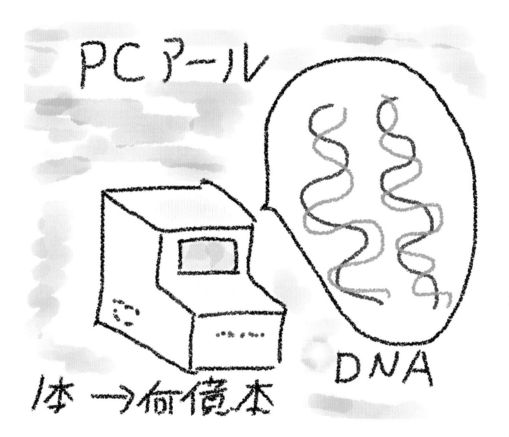

PCアールは、遺伝子を増やす装置

1本の遺伝子を何億倍にも増やすことができるんだ

ウイルスも遺伝子をもっているからウイルスの遺伝子を増やすことが出来たらウイルスがいることがわかる

PCアールで遺伝子を増やすためにはあらかじめ遺伝子の一部を正確に知っておくひつようがあるんだ

遺伝子の一部を正確に読み取って遺伝子を増やすのがPCアールの原理なんだ

この遺伝子の一部を正確に読むから間違いなくころりんウイルスを調べることが出来るんだよ

99%の正確さでころりんウイルスを特定するんだ

PCアールって、すごーい

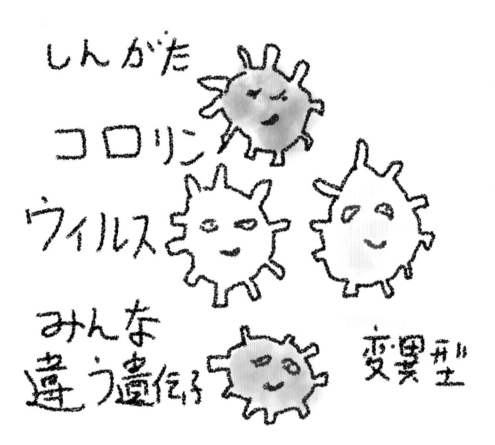

しんがた
コロリン
ウイルス

みんな
違う遺伝子

変異型

ころりんウイルスはどんどん遺伝子を変えていくから恐ろしいウイルスだと言われているんだ

だから、この恐ろしいウイルスが広がらないようにみんなマスクをする必要があるんだよ

へえー　ころりんウイルスは遺伝子をどんどん書き換えていくんだね

でもそんなに遺伝子を書き換えていったら姿もかわっていくのかな

それとも恐ろしいウイルスになったりするのかな

そのようなことが起こらないように PC アール検査でウイルスを持っている人を調べて病院に入院してもらっているんだ

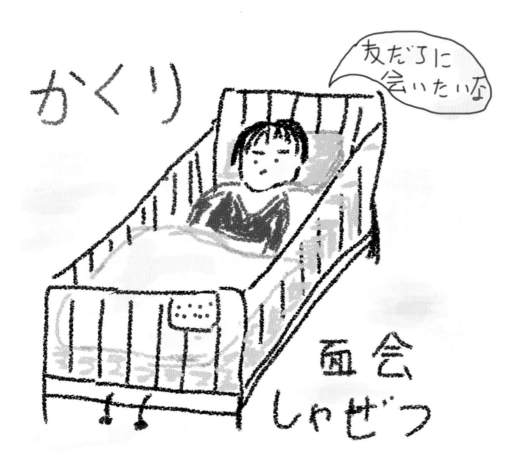

かくり

友だちに会いたいな

面会しゃぜつ

だれかが、PCアール検査で陽性になったら病院に入院しなくてはいけなくなるよ

そうすると、クラスメートの君たちもPCアール検査を受けなくてはならなくなる

もし、他の誰かもPCアール検査で陽性になったらクラスター発生ということで学校もお休みになる

あー、クラスター発生にならないかなー

もう、学校休校は十分よ
やはり、学校でみんなと一緒に勉強しているほうが楽しいわ・・・

早く、ころりんウイルスなくならないかなぁー

遺伝子をどんどん変えるって、恐ろしいね

PCアール検査は、そんなウイルスをみつけるんだね　すごーい

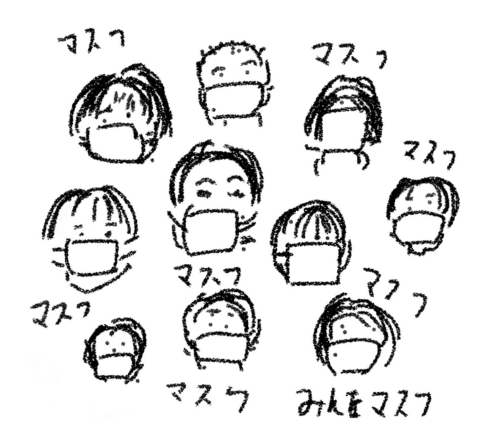

だから、マスクは必要なんだ

クラスターが発生したら、村の人たちもPCアール検査を受けなくてはいけなくなる

誰かが入院したら、牧場の牛はだれが世話をすることになるのかな

そうか　だから苦しいけど
毎日マスクをしなければいけないんだね

遺伝子を変えながら生きているウイルスがどこにいるかも分からないって、心配だ

マスク、マスク、みんなマスクしろ・・・

マスクをしない人が感染をひろげるんだ

もっとPCアール検査、みんなPCアール検査

感染拡大防止のため・・・

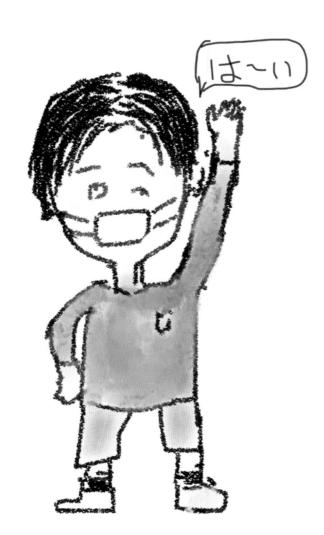

は〜い

せんせい、しつもんがあります

じゅんくん、何だい・・・

遺伝子をどんどん変えていくウイルスなら、PCアール検査でみつからなくなることはないんですか

そうだな、いいことに気がついたね、本当にその通りだ・・・

じゅんくんって、いつも時計を分解したりするけど
やはり、すごいねー

そういえば、マリス博士も
「PCアール検査をウイルスの検査に使ってはならない」と言っていたんだ

マリス博士は、ころりんウイルスが流行する直前に亡くなったんだ

とても元気だったのに、どうして急に亡くなったのかがうわさになっていた

でも、マリス博士は、なぜ「PCアール検査をウイルスの検査に使ってはならない」と言ったのか、その意味がわからなかったんだよ

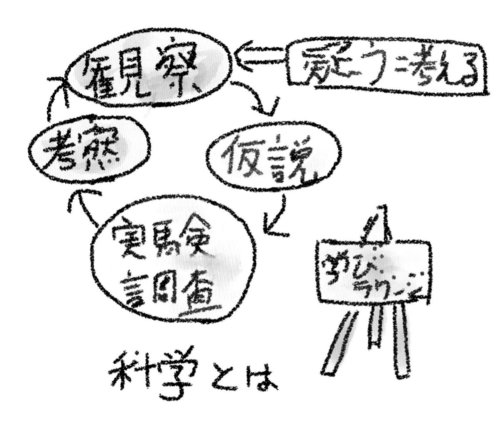

観察 ← 疑う＝考える

考察

仮説

実験
調査

科学 とは

まなび
ラウンジ

自分が正しいと思っていると間違いに気づかない

PCアール検査が正しいと思っている人には
PCアール検査のおかしさに気づけないんだ

正しく疑うことによって初めて間違いに気がつ
くということだ

マリス博士は、このことをみんなに伝えたかっ
たのだろうね　きっと・・・

疑ってみることが、新しい発見につながるんだよ

人が言っているからではなく、自分で考える
それが、疑ってみるということ

自然を見直して、仮説を立ててみる

それを実証するための実験・調査をする

これが科学なんだ

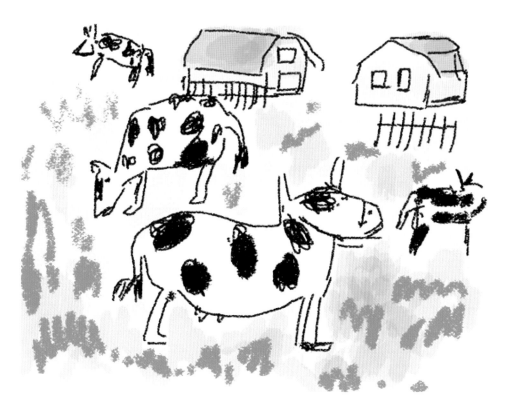

1億回もPCアール検査をするって、いったいどのくらいのお金がかかるのかしら

PCアール検査は、1回で4万円と言われている

そうしたら、1億回では、4兆円？？？

村中の牛や家を売り払ってもまだ足りないね

いろいろと変異するウイルスなら、
どんどんPCアール検査にお金がかかってしまう

毎日　検査、検査、検査　一年中　検査

でも、そのPCアール検査って本当に必要なのかしら

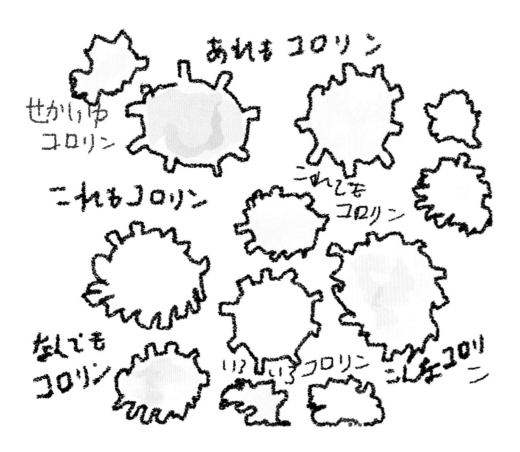

遺伝子をどんどん変えていくウイルスだったらPCアール検査で検出できないウイルスがどんどん増えていく

そんなウイルスは
どうやって見つけることができるのかな

いろいろな遺伝子を持ったウイルスが増えていったら検査もたいへんだ

一体、どのくらいの種類のウイルスがいるのかな

100万種類、それとも1億種類？

それぞれを検出するには、PCアール検査を1億回やる必要がある！？

大変だ・・・

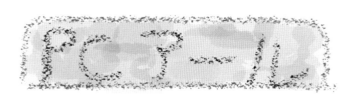

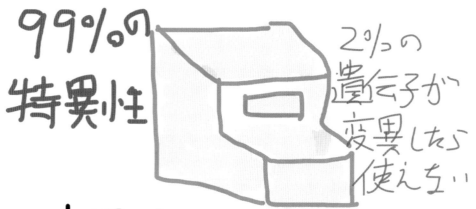

99%の特異性

2%の遺伝子が変異したら使えない

変異ウイルスは検出できない

つまり、PCアール検査は
変異をするウイルス検査には使えないんだ

でも、使えないはずのPCアール検査を世界中でやっているよ

おかしな世の中だよね

PCアールで検査できないウイルスがどんどん増えていくっていうこと？

ウイルスは、どんどん変異するからPCアール検査は役にたたなくなる？

でも、PCアール検査が意味がないなんてだれも気づかなかったのかな

みんながやっているから正しいと思い込んでいる人が多い

でも、世界にはえらい先生も多いし
誰かが気がつくんじゃない

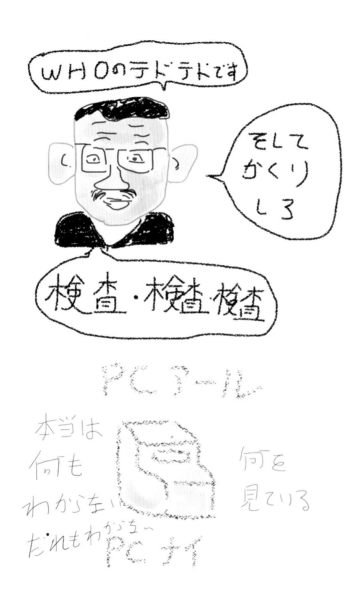

実は、それがなかなか気づかないのだよ

最初に間違いをすると、そのあともずっと間違える

だから、いつも最初に戻って考え直してみるのが大事なんだ

ころりんウイルスは、PCアール検査で見つけるものだと世界中で宣伝をした

WHOも「検査、検査、検査」と言っていたわ

この検査というのは、PCアール検査のことだ

ころりんウイルスは、PCアール検査で見つけるものだと思い込むと、これが脳の一番奥にしまい込まれる

PCアールを疑ったら、ころりんウイルスも疑うことになる

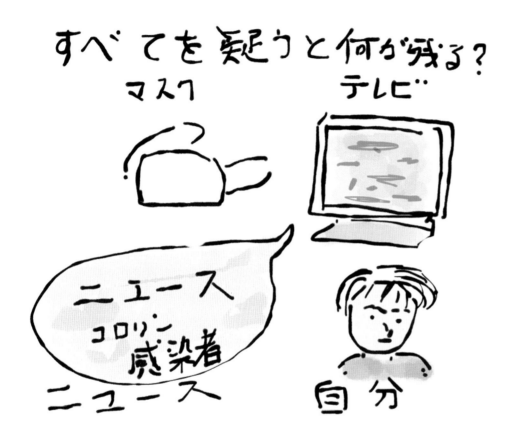

ころりんウイルスを疑ったら、
マスクをすることも疑うことになる

マスクをすることを宣伝したのはテレビだ

そうすると、テレビも疑わなくてはいけなく
なる

テレビを疑ったら、毎日のニュースも疑わな
くてはいけなくなる

テレビを疑ったら、テレビを信じていた自分
も疑わなくてはいけなくなる

そうやって、疑っていくと、なんでも疑って
いかなくてはいけなくなる

だんだんめんどうくさくなってきた

でも、そういうふうに、どんどん疑っていく
と、最後になにが残るのかしら

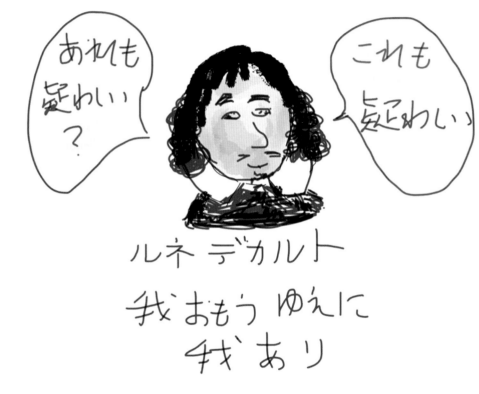

あれも疑わしい？

これも疑わしい

ルネ デカルト
我おもう ゆえに 我あり

そうやって疑っていくと、何が正しいのかという判断を自分でしないときりがなくなる

つまり、疑うことは考えることなんだ

そういうふうに考えることを哲学っていうんだ

最近は、パソコンの使い過ぎで考える時間が減ってしまった

どうしてもパソコンに頼りすぎてしまうんだ

そうして、人間の考える習慣がうしなわれてしまうんじゃないかな

どっちの PC（パソコン）アールも、問題ありなんだね

いまでもPCアール検査で陽性になる人がいるけどどんなウイルスを見つけているんだろう？

それにしても、べつにこのあたりで
変な病気が流行りだしたわけでもないのに
どうしてPCアール検査をはじめたんだろう？？

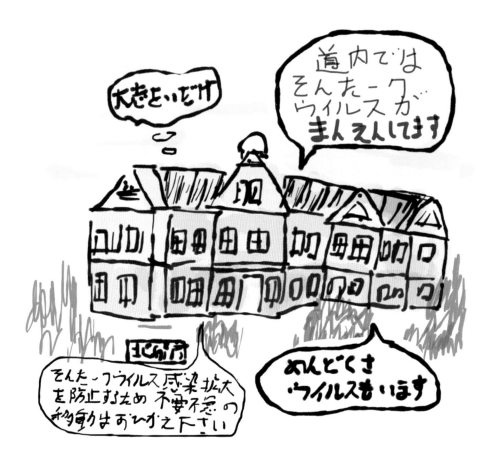

それは、地域のためということかな

地域は人が減って牧場もやめるところが増えてきている

国に対して、その意向にそむかないように
気をつかっているんだ
そうすると国は地域にお金をくれるんだ

せんせい
そういうのを「そんたく」って言うんでしょ
父さんがいっていたわ

PCアール検査は「そんたーくウイルス」を調べる道具だよ　きっと・・・

考えることをめんどうくさく思う人の「めんどうーさウイルス」もPCアールで見つかるウイルスかな

きっと、ずっと昔からこのあたりにいた「ころりんウイルス」の変異型さ・・・

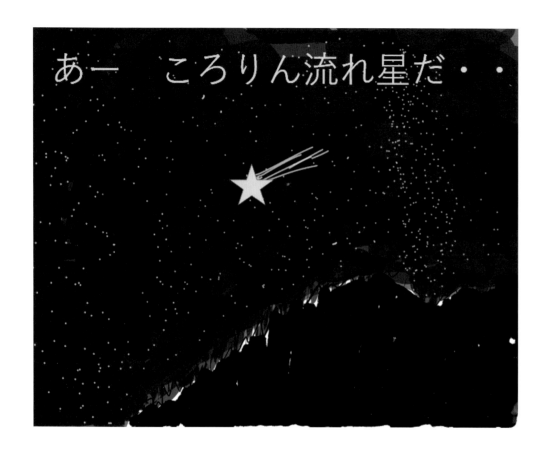

あー　ころりん流れ星だ・・・

私たちは無数のウイルスと共存している

私たちは自然のなかで生きているということだ

無数のウイルスは
私たちに害を及ぼすことはない

満天の星空に輝く星は
私たちに夢を与えてくれる

突然に現れたころりんウイルスは、
忽然と現れた流星のようなもの

どんどん変異をして
やがてPCアールで検出できなくなる

流星がすぐに視界から消えるように・・・

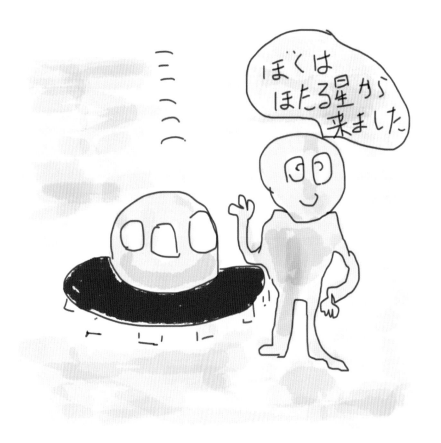

流星が消え去ったキタキツネの住む森のあたり
で君はホタル星人と出会うかもしれない

ホタル星人は、きみの友達だろうか
それとも君を連れ去ってしまうのか

ホタル星人が人間に姿を変え、知らない間に隣
に住んでいるかも

それとも、友人と入れ替わって、今度は誰かを
狙ってる？

考えだしたらきりがない

本当かどうかわからないことを、考えだしたら
きりがないのだ

何を恐れなくてはいけないのか、何を恐れては
いけないのか

未知の世界は、わからないからこそ夢があるんだ

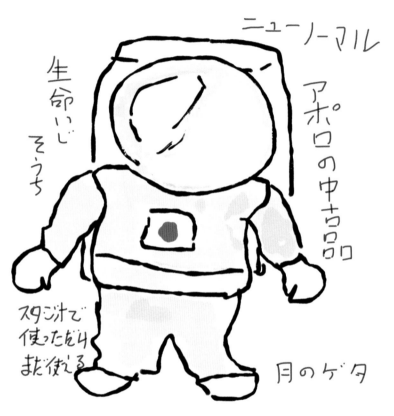

ニューノーマル

生命いじそうち

アポロの中ちゅう

スタジオで使ったなり また使える

月のゲタ

今度は、未知なる敵から身を守るために、
このような服を着ることを政府が義務づけた

毎日、この服を着るだけでも大変だ、友達の顔も見えない
先生の声も、イヤホンを通してしか聞くことが出来ない

未知なる敵を考えだすと、何でもすべてが敵に見えてくる

本当に考えなくてはいけないのは、
未知なる世界を恐れるのが本当に正しいのかということ

北の地を開拓したひいおじいさんは、
未知なる地に夢を託してこの地にやってきたんだ

その夢がかなっていまの牧場ができた。もちろん、アイヌ
の人たちとの関係についての問題は残っているけど、それ
はこれからの課題だ

未知なるものに恐れてばかりいると、すべてを失ってしま
うのだ
未知なるものを、もっと知ろうという勇気が必要だということ

それが、生きるということだ　勇気をもって生きよう
勇気を失ったら、防護服の生活になるということだ

PCナイ検査の本

PCナイ検査って、どんな装置かな？

PCアール検査は、そんたーくウイルスを検出する道具

PCナイ検査は、PCアール検査を受けないと心配という人がいるかを検査する

多分この本を読んだ人が、PCアール検査を受けようとは思わなくなると良いのだが・・・

つまり、この本自体がPCナイ検査の道具なんだ

この本をよめば、PCアール検査を受けたいという頭脳がリセットされるってこと・・・

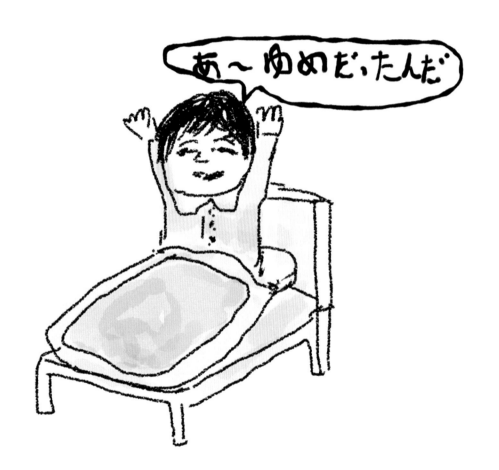

この本を読む人が増えれば、そんたーくウイルスも消え去る

そして、マスクもいらない社会になる

結局、もとにもどるということ

ほんとうは、そんたーくウイルスもいなかったかも知れないね

すべてが、夢の中に消え去っていく

PCナイ検査は、本当にすごいんだ

あー　やっと目が覚めた

みんな、夢だったんだ　よかったー

大橋 眞　おおはし まこと
医学博士、京都大学薬学部卒業。東京大学医科学研究所、宮崎医科大学（現宮崎大学）、米国ウイスター解剖生物学研究所を経て、徳島大学教授。現在は徳島大学名誉教授、モンゴル国立医科大学客員教授。専門は感染症・免疫学。マラリア・住血吸虫症などの感染症をモデルとした免疫病理学や診断法開発、自己免疫疾患に対するワクチン研究を専門としながら、市民参加の対話型大学教養教育モデルを研究してきた。開発途上国における医療の課題解決にも取り組んでいる。主な著書に『PCRは、RNAウイルスの検査に使ってはならない』（ヒカルランド）など。

北の学校からPCナイ検査が始まった

第一刷　2021年1月31日

文と絵　大橋 眞（徳島大学名誉教授）

発行人　石井健資

発行所　株式会社ヒカルランド
〒162-0821 東京都新宿区津久戸町3-11 TH1ビル6F
電話 03-6265-0852　ファックス 03-6265-0853
http://www.hikaruland.co.jp　info@hikaruland.co.jp
振替 00180-8-496587

本文・カバー・製本　惠友印刷株式会社
編集担当　中村隆夫

落丁・乱丁はお取替えいたします。無断転載・複製を禁じます。
©2021 Ohashi Makoto Printed in Japan
ISBN978-4-86471-963-6

「人間は考える葦である」。17世紀フランスの科学者であり哲学者であるパスカルが『パンセ』に記した言葉である。悠久の歴史の中の一部を共有し、今を生きる私達一人一人は、実にちっぽけな存在であるが、思考は大自然を包み込む宇宙をも捉えることが出来る力を有している。しかし、それは一本の葦でしかない。

一般的にマスクは風邪気味などの症状を自覚し、自らの判断で着用するものであったが、現在においては、報道機関の発達した国のほとんどの人間が着用する必需品と化しているのではないか。新型コロナウイルスの報道に政治も連動し、行動統制が始まり夏が過ぎ冬に向かおうとする今も、出口は一向に見つからない。その事態を世界中に広げているのがPCR検査陽性者の存在だ。
この状況をいったいどう考えるべきなのか。

考える葦の目的、思考の先にあるものは「未来」に他ならない。

この一冊の本が人類を救う「一本の葦」であるよう、
この一冊の本が未来を創る「一本の葦」であるよう、
重たい扉を開く鍵となるよう、
多くの「一本の葦」に届くよう、
本書は万感の想いを込めて発刊されるものである。

本書の売り上げの一部は『新型コロナウイルスを考える会』の活動資金の一部として活用されます。

新型コロナウイルスを考える会・事務局長
（日野市議会議員）
池田利恵

私達は新型コロナウイルスを考えることで、2千名を超える会員の皆様と共に生活をもとに戻すべく活動しております。
活動費のご寄付にご協力戴けましたら幸いです。
【寄付先】
ゆうちょ銀行　記号10200　番号71325221　ハヤシカヨ